Te 151
1331 ter

EMPLOI THÉRAPEUTIQUE

DU

SANG DE BŒUF

ET DE

L'ARSÉNIATE DE FER

MÉLANGÉS

Par P.-A. BOISSON

Docteur en Médecine

à Tizac de Galgon (Gironde)

Et lac concretum cum sanguine potat equino.

(VIRGILE, *apud. Georg.*)

BORDEAUX

IMPRIMERIE Ve CADORET

12 — Rue du Temple — 12

1870

EMPLOI THÉRAPEUTIQUE

DU

SANG DE BŒUF

ET DE

L'ARSÉNIATE DE FER

MÉLANGÉS

Par P.-A. BOISSON

Docteur en Médecine

à Tizac de Galgon (Gironde)

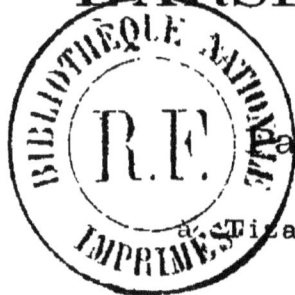

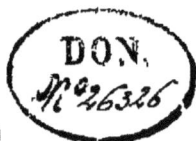

Et lac concretum cum san-
guine potat equino.

(VIRGILE, *apud. Georg.*)

BORDEAUX

IMPRIMERIE Vᵉ CADORET

12 — Rue du Temple — 12

1879

EMPLOI THÉRAPEUTIQUE

du

Sang de Bœuf et de l'Arséniate de Fer mélangés

L'usage du sang dans l'alimentation remonte à l'antiquité. Virgile, lui-même, célèbre dans ses vers les avantages de son emploi.

Certaines peuplades, telles que les Tartares, pratiquent fréquemment à leurs chevaux des saignées incapables de nuire à la santé de ces animaux et avalent le sang qu'ils ont recueilli. (Rabuteau.)

Les carnivores en saisissant leur proie boivent le sang des animaux avec une avidité qui doit nous faire considérer cette « chair coulante », ainsi que l'appelait Bordeu, comme un des aliments les plus salutaires.

L'usage du sang des mammifères domestiques dans la Thérapeutique ne remonte pas à une époque aussi reculée, et l'on s'étonne, avec les avantages qu'on en retire, de voir cette médication aussi longtemps ignorée.

Rimaud se soumit le premier à cette médication à la suite d'une maladie qui mit sa vie en danger.

Les avantages de cette méthode pour sa propre santé l'encouragèrent à la conseiller aux sujets ruinés par les fatigues, les chagrins et la misère. De nouveaux succès ont couronné ses prévisions, il a vu, sous cette même influence, la pâleur du visage se dissiper et les forces revenir.

Longtemps aussi, on a conseillé les bains de sang, en pensant apporter une modification importante à l'organisme affaibli. Or, des thèses récentes nous ont démontré que l'absorption de la peau était insuffisante, ce qui doit nous faire attribuer la valeur thérapeutique de cette méthode à l'alcalinité du sang et non à sa pénétration dans l'économie.

L'emploi du sang à l'intérieur fut aussi tout récemment mis en vigueur dans les abattoirs de la capitale, et nous avons encore sous les yeux une gravure illustrée offrant le tableau des buveurs de sang à l'abattoir de la Villette.

Un pharmacien du faubourg Montmartre, non dans l'intérêt de la science, mais dans un intérêt privé, a cru pouvoir retirer de l'usage du sang un avantage pécuniaire considérable, aussi en a-t-il fait la base d'une industrie nouvelle. Son véritable mérite est d'avoir rendu d'une ingestion facile un liquide qui, à l'état frais, présente une couleur et une odeur beaucoup trop répugnantes.

II. Nous étions sur le point d'employer les pilules Duroy, dans un cas désespéré, lorsqu'il nous vint à l'idée qu'il devait être facile d'obtenir, par la dessication du sang, des matières pulvérulentes susceptibles d'être transformées en pilules. Convaincu que cette opération ne devait enlever au sang que les matériaux inutiles à l'efficacité de cet agent, nous exposâmes dans une étuve, et sur une large plaque de tôle, une mince couche de sang, qui fut bientôt réduit en poudre et qu'il fut facile à M. Arnaud, pharmacien, de transformer en pilules. On argenta ces pilules pour en assurer la conservation.

Depuis un an que cette expérimentation fut faite, nous possédons encore des spécimens entièrement conservés et qu'il nous sera facile de montrer à l'occasion.

Le sang de bœuf desséché à l'étuve fournit une poudre d'un brun-marron paraissant susceptible de se conserver.

A notre avis, cet élément devrait être inséparable de nos pharmacies. La facilité avec laquelle on peut se le procurer, le prix de revient d'une importance si minime doivent désormais nous engager à le faire figurer parmi nos médicaments les plus importants.

III. Les parties reconstituantes que contient le sang ainsi desséché, sont-elles suffisantes pour reconstituer un organisme débilité ? Voilà une question qui se pose tout naturellement à nous. Cette poudre qui, à notre avis, devient le véhicule ou l'excipient le plus important de tous ceux que renferment nos officines, ne peut-elle pas s'associer à d'autres principes actifs ? Pour nous qui l'avons associée à l'arséniate de fer, nous n'avons qu'à nous louer de l'emploi de ces deux substances réunies. Quand nous disons que nous avons associé le sang de bœuf à l'arséniate de fer, le terme paraît impropre, puisque le sang de bœuf pulvérisé devient l'excipient. Quoi qu'il en soit, nous ne saurions trop nous appesantir sur l'importance de cette association.

Avant de citer les observations qui doivent, selon nous, confirmer la valeur du traitement indiqué, je dois tout d'abord faire connaître la formule que j'ai employée.

Elle est ainsi conçue :

> Arséniate de fer............ 5 milligr.
> Sang de bœuf pulvérisé.. q. s.
> Pour une pilule de la grosseur d'un petit pois (argentez)
> et f. s. a., 100 pilules semblables.

Comme tous les arsénicaux, ces pilules doivent être prises à doses progressivement croissantes. C'est ainsi que, d'après l'expérimentation que nous en avons faite, nous conseillons de commencer par deux pilules par jour, d'augmenter d'une tous les jours ; par ce moyen, on arrivera facilement et sans aucun accident à la dose de 8 ou 10 par jour. L'emploi de ces pilules que nous appelons arsénico-ferro-hématiques est indiqué dans toutes les maladies consomptives et à formes

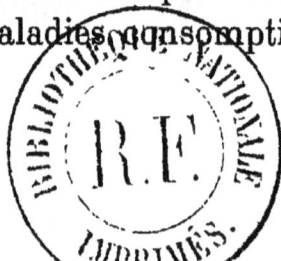

cachectiques, chlorose, anémie, scrofulose, période cachectique de la phthisie pulmonaire, fièvres intermittentes, etc.

L'arséniate de fer, ainsi qu'il résulte de l'expérimentation, constitue presque un spécifique contre bon nombre de dermatoses résultant d'un affaiblissement de l'organisme. Aussi, nos pilules ou plutôt les pilules dont nous indiquons la formule constitueront-elles à l'avenir, nous espérons que le temps et l'expérience le démontreront, le meilleur mode de traitement contre ces affections.

OBSERVATIONS

Obs. I

Gabrielle B..., âgée de 14 ans et demi, présentait tous les symptômes de la chlorose avec le cortége habituel d'accidents qui l'accompagnent : perte d'appétit, bouffissure de la face, teinte décolorée des muqueuses, hypocondrie, palpitations cardiaques, douleurs névralgiques dans presque toutes les parties du corps.

Appelé auprès de cette jeune malade, j'administrai un grand nombre de préparations ferrugineuses : tartrate ferrico-potassique, lactate de fer, pilules de Blancard; vin de quinquina, de gentiane, nourriture excellente; exercice. Par ce genre de traitement, on obtenait bien une légère amélioration, mais elle était de peu de durée, et la malade, épuisée de plus en plus, semblait entièrement dégoûtée de l'existence.

Or, il survint à cette jeune fille une plaie de mauvaise nature, sur la main gauche, plaie résultant d'un tempérament strummeux et à peu près analogue à une affection que j'avais entendu décrire à l'Hôpital Saint-Louis, sous le nom de gomme scrofuleuse. J'administrai de nouveau tous les antiscorbutiques dont la thérapeutique s'est enrichie; j'insistai même sur l'iodure de fer pendant un temps assez long, et les accidents ne purent s'enrayer

Je fis alors prendre deux de mes pilules par jour pendant quelques jours, puis on augmenta tous les jours d'une pilule, jusqu'à huit par jour. Au bout d'un mois de ce traitement, la plaie de la main se cicatrisa, les symptômes d'anémie disparurent et avec eux disparut l'hypocondrie.

Obs. II

A. P., 23 ans, avait été atteinte d'une pleurésie chronique dont l'épanchement s'était résorbé, mais elle se trouvait dans un état d'anémie telle qu'elle ne pouvait prendre aucune nourriture.

La viande crue, roulée sur du sucre pulvérisé, constituait sa seule médication, et cependant, malgré une amélioration très-sensible, son état paraissait alarmant. Elle fut obligée d'abandonner la viande crue qui ne tarda pas à engendrer chez elle le ténia. Le kousso en poudre pris dans des pains azymes et une purgation à l'huile de ricin la débarrassèrent de cette dernière maladie. Contre les symptômes d'anémie, j'ordonnai les pilules arsénico-ferro-hématiques; quelques mois de de ce traitement suffirent pour améliorer l'état de ma malade qui a recouvré l'appétit qu'elle conserve encore.

Obs. III

Isabelle M..., 19 ans, habitant La Rochelle, vint passer quelques jours à la campagne auprès d'amis dévoués qui me firent part de l'état chlorotique dans lequel elle se trouvait. Elle fut traitée par les mêmes pilules et après l'emploi de deux flacons de cent pilules chacun, elle m'écrit que sa santé lui paraît entièrement reconstituée.

Obs. IV

Névralgie auriculo-temporaire (anémie profonde).

Mme B..., âgée de 50 ans, atteinte d'anémie depuis longtemps, me fit un jour appeler pour une névralgie auriculo-temporaire dont elle souffrait horriblement. Après l'avoir traitée par les injections hypodermiques, les vésicatoires morphines sur la région, je dus faire couper ses cheveux et ordonner une friction à la pommade d'Autenrieth tant étaient affreuses les nuits que passaient ma malade. Ce dernier moyen la calma cependant un peu. J'ordonnai, alors, cent pilules arsénicales; l'anémie et les douleurs disparurent et la malade a maintenant recouvré la santé qu'elle avait, dit-elle, perdue depuis de longues années.

Obs. V

Chorée grave (anémie).

Cl., enfant de 12 ans, est anémique depuis 2 ou 3 ans environ ; tempérament nerveux, face décolorée, maigreur extrême. Dans le courant de l'année 1878, il est pris d'une chorée généralisée, s'étendant à tout l'appareil musculaire. Cette chorée est d'une intensité telle, que le malade ne parle pas, ne dort pas, et se jette à bas de son lit. Après examen on ne trouve chez cet enfant aucune autre cause occasionnelle que celle qui paraît révélée par la couleur jaunâtre et l'anémie du jeune malade. Le bromure d'abord employé à haute dose, puis à dose modérée, demeura sans résultat. Le chloral à l'intérieur et les pulvérisations d'éther sur la colonne vertébrale, semblèrent amener une grande amélioration, sans amener la guérison. Après l'administratiou de deux ou trois cents pilules d'arséniate de fer et de sang desséché et pulvérisé, les mouvements choréïques paraissent entièrement disparus, et le malade a repris son état normal.

Obs. VI

M. B..., 19 ans, demeurant à Maransin, canton de Guîtres (Gironde), est atteinte de migraines périodiques qui lui font garder le lit pendant trois ou quatre jours par mois. Cette jeune fille paraît forte et d'une bonne constitution, elle présente cependant une teinte jaunâtre, bistrée, et une coloration bleuâtre des paupières inférieures. Depuis que cette jeune personne suit le traitement mixte indiqué, elle souffre encore de temps en temps, mais elle affirme qu'elle souffre beaucoup moins.

Je n'ai plus d'observations à enregistrer; je me propose d'étudier plus longuement l'effet de ce traitement. Je me borne à dire que les six observations recueillies témoignent en sa faveur, et autorisent à pousser plus loin l'expérimentation. Cette expérience, du reste, n'a été tentée que dans les six cas précités; il n'y a donc eu à enregistrer que des succès.

Le cas le plus remarquable surtout se rencontre dans l'observation V, où l'affection paraît entièrement due à la pauvreté du sang et à l'insuffisance de nutrition du système nerveux, amenant les désordres choréïques.

Nous devons nous poser une deuxième question. Le sang de bœuf en pilules eût-il amené les mêmes résultats sans le secours de l'arséniate de fer? L'arséniate de fer agissant séparément eût-il amené des résultats aussi avantageux? Nous n'avons point expérimenté ces deux substances séparément, mais nous nous refusons à admettre que le résultat eût été le même par chacun des éléments séparés.

Ce ne sera pas seulement l'arséniate de fer qu'il conviendra d'associer au sang en poudre. Toutes les substances actives, à petites doses et pouvant être employées dans les maladies débilitantes, devront être employées par cette méthode.

Si ces quelques effets ne paraissent pas d'une importance majeure, ils auront du

moins le mérite d'avoir signalé à l'attention
du monde médical et pharmaceutique un
nouvel excipient d'une nature moins inerte
que la poudre de guimauve, la poudre de ly-
copode et les conserves de roses. En outre,
n'est-il pas utile, toutes les fois que la chose
est possible, de faire disparaître de nos
mœurs médicales l'administration de spécia-
lités qui, si elles comportent parfois, avec
elles, le mérite d'inventions importantes,
laissent souvent une porte ouverte à l'ambi-
tion et au charlatanisme.

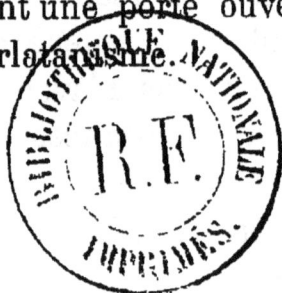

Bordeaux, Vᵉ Cadoret, impr., rue du Temple, 12.

156